Dr Louis COURRECH.

✳

Des Injections

Sous-Conjonctivales

❧✦❧

TOULOUSE

Imp. MARQUÉS & Cie

—

1898

Dr Louis COURRECH

✳

es Injections

Sous-Conjonctivales

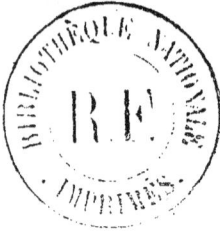

❦❦❦

TOULOUSE

Imp. MARQUÉS & Cie

—

1898

PLAN

Historique.

Mode d'action.

Mode de pénétration.

Revue générale des différentes substances employées dans les diverses affections oculaires et des résultats obtenus.

Manuel opératoire. — Complications.

Conclusions.

CHAPITRE I

Historique des injections sous-conjonctivales

M. Darier, en France, a été le propagateur des injections sous-conjonctivales de liquides antiseptiques; il continue immédiatement les travaux de G. Secondi, de Turin. Cependant, pour mémoire, nous relatons quelques essais faits par Rothmund en 1866. Cet auteur pratiqua des injections sous-conjonctivales d'eau salée contre certains troubles de la cornée. Il obtint même de bons résultats dans les opacités cornéennes non vascularisées.

Nouvel essai en 1874, fait par Assmuth, qui préconise les injections sous-conjonctivales de strychnine, contre la cataracte commençante.

En 1887, Gallengo injecte de faibles cultures de micro-organismes sous la conjonctive bulbaire; il remarque qu'elles se résorbent rapidement et produisent des phlyctènes et des ulcères cornéens. G. Secondi, de Turin, prend le contrepied de l'expérience, et, deux ans après, il publie des résultats favorables obtenus, dans le cas de phlyctènes, de pustules, d'abcès de la cornée, avec des injections sous-conjonctivales de sublimé, à la dose de 1 à 1 1/2 p. 1000, faites dans le voisinage de la cornée.

L'année suivante, au Congrès de l'Association ophtalmologique italienne, réunie à Pise, il cite un cas de guérison d'ophtalmie migratrice obtenue par ce procédé. Il avait pratiqué dans l'œil sympathisé une injection profonde sous-capsulaire de solution de 1 gramme de sublimé corrosif à 2 1/2 p. 1000, additionnée de solution de 5 p. 100 de chlorure de sodium et d'atropine. L'injection fut répétée deux fois, la guérison fut rapide.

Au même Congrès, Secondi père cite un cas à peu près semblable.

C'est à cette époque que M. Darier fait connaître les résultats acquis par trois ans d'expériences. Retenu par des divergences d'opinion avec M. Abadie, son maître, il a voulu asseoir sa conviction sur de nombreux succès cliniques, et il en apporte un si grand nombre en faveur des injections sous-conjonctivales de sublimé qu'elles entrèrent dès lors, d'une façon générale, dans la thérapeutique oculaire comme antiseptique et comme spécifique. Il a soin, du reste, de faire remarquer qu'elles lui ont réussi dans un dixième des cas seulement.

Tous les oculistes s'emparèrent de cette découverte et injectèrent du sublimé sous la conjonctive à propos de toutes les maladies de l'œil. Ceux qui le firent dans les affections signalées par M. Darier n'eurent qu'à s'en louer, d'autres le firent au déclin de certains états pathologiques incurables par cette méthode et lui attribuèrent des succès qui devaient normalement se produire, mais ceux qui les pratiquèrent au début de ces mêmes états n'obtinrent que des déboires;

ils dénièrent toute efficacité aux injections et en rejetèrent l'usage.

Elles furent employées contre les infections locales comme spécifique local de la syphilis, en lui enjoignant le traitement général, comme l'avait prescrit M. Darier ; mais aussi contre les accidents locaux dus à une maladie générale, comme le rhumatisme, dans la myopie, dans la névrite optique.

On les pratiqua indistinctement dans les maladies congénitales ou acquises, chroniques ou aiguës, soit du segment antérieur ou postérieur de l'œil. Les injections sous-conjonctivales ne sont pas une panacée universelle; il ne faut donc pas s'étonner des appréciations diamétralement opposées qui surgirent les années suivantes. De 1891 à 1898, M. Darier est constamment sur la brèche, élaguant, rectifiant ou ajoutant des faits nouveaux, profitant des critiques de ses adversaires, modifiant ses premières opinions pour réglementer et mieux limiter sa méthode.

En mai 1891, cet auteur lit une communication très documentée à la Société française d'ophtalmologie intitulée : « Des injections sous-conjonctivales de sublimé en thérapeutique oculaire. » Il a fait des injections sous-conjonctivales de sublimé dans toutes les affections oculaires d'origine infectieuse ou syphilitique, en partant de cette hypothèse : « La thérapeutique doit tendre de plus en plus à localiser dans l'organe malade la lutte du médicament contre l'agent pathogène » ; et il ajoute : « Si la preuve de l'importance de l'*action locale* du médicament avait besoin d'être faite, aucun organe ne pourrait mieux se prêter à cette étude que l'œil, dont l'examen objectif et

2

subjectif nous offre un champ d'observation scientifique
qu'on ne retrouve nulle part ailleurs dans l'organisme. »
Il a fait table rase de tout traitement général pour que le
résultat de ses expériences soit indiscutable. M. Darier
énumère une série de succès dans les maladies de l'iris,
du cercle ciliaire chez les syphilitiques; dans les maladies
de la cornée de nature infectieuse, dans la kératite parenchymateuse bénigne, dans les choroïdites, les rétinites, et
quelques résultats peu probants pour les névrites. Il conclut
que, dans les cas qui ont bénéficié des injections sous-
conjonctivales de sublimé, aucune manière d'appliquer la
médication mercurielle n'agit avec plus de précision et plus
de rapidité. Cependant ce traitement n'est pas un traitement complet; il faut combiner le traitement général au
traitement local toutes les fois qu'il y a indication de le
faire.

A la même séance de la Société d'ophtalmologie,
M. Pflüeger propose les injections sous-conjonctivales de
trichlorure d'iode à 1/2000, elles lui ont donné de meilleurs
résultats que les injections de sublimé.

M. Chibret préfère le cyanure de mercure à 1 p. 1000
parce qu'il est plus antiseptique que le trichlorure et moins
irritant que le sublimé à la même dose. Ces deux sels de
mercure seront désormais employés, à l'exclusion du trichlorure d'iode.

Wenneuvau de Louvain fait une injection sous-conjonctivale de sublimé dans le cas d'infection oculaire consécutive à une extraction de cataracte, tout rentre dans l'ordre:
c'est un succès pour la méthode.

En 1892, M. Darier fait à la Société d'ophtalmologie une

nouvelle communication dans laquelle il étudie l'action des injections sous-conjonctivales de sublimé dans les maladies de la rétine et du nerf optique. En mai de la même année, M. Darier présente à la même société un mémoire, où il indique dans quels cas la chorio-rétinite est améliorée ou guérie par les injections sous-conjonctivales de sublimé. Les succès sont surtout relatifs à des cas de lésions syphilitiques.

MM. Coppet, Chibret et Abadie vantent la nouvelle méthode.

Les brillants résultats obtenus par ces expérimentateurs sont accueillis par un sentiment d'incrédulité. M. Despagnet traduit le sentiment général par ces mots : « J'avoue que je ne comprends guère l'action d'une goutte de sublimé à 1 p. 1000 même répétée sur une choroïdite maculaire ».

M. Vignes nie l'efficacité de ces injections : « Après des succès immédiats apparents, dit-il, j'ai pu constater que la vision était demeurée aussi défectueuse qu'avant le traitement ».

Enfin, la même année, M. Lagrange, professeur agrégé à la Faculté de médecine de Bordeaux, publie un cas d'iritis spécifique avec gomme *guérie* par deux injonctions sous-conjonctivales de sublimé et un deuxième de choroïdite maculaire très étendue de l'œil droit, avec névro-rétinite et troubles du corps vitré de l'œil gauche, dans lequel deux injections sous-conjonctivales de sublimé ne donnèrent aucun résultat.

Ces diverses communications eurent un grand·retentissement à l'étranger et en 1893 les injections sous-conjonctivales de sublimé et de cyanure furent pratiquées sur une grande échelle. De France, d'Italie, de Suisse, de Belgique, d'Allemagne, de Russie et l'année suivante d'Amérique, les publications affluèrent, les unes optimistes, les autres seulement favorables à la méthode et d'autres totalement hostiles.

Parmi les expérimentateurs qui tombèrent sur la série heureuse, M. Darier put encore présenter à la Société d'ophtalmologie de Paris, une malade syphilitique affectée de choroïdite centrale monolatérale datant de 1892 et guérie par les injections sous-conjonctivales de sublimé. Il présente aussi un malade atteint de choroïdite centrale de date récente et guéri. Pour entraîner la conviction de ses auditeurs, il leur présente de nombreux dessins et figures du fond de l'œil qui démontrent jusqu'à l'évidence la vérité de ces cures.

M. Vignes apporte un nouveau témoignage de guérison de choroïdite périmaculaire.

M. Vacher emploie les injections de salicylate de mercure à 1 p. 1000, et dit avoir guéri aussi des choroïdites péri-maculaires.

MM. Dufour (de Lausanne), Périnoff, Rogman (de Gand), Coppez (de Bruxelles), Gallemoërtz (de Bruxelles), Roché de Bordeaux (thèse inspirée par M. Lagrange), Terson (de Toulouse), Van Mohl (de Rotterdam), Gepner (de Varsovie), Grossmann (de Budapest), Bocchi (de Pavie), Ribeiro dos Santos et Ribeiro da Silva (du Brésil), Rumscewickz (de Posen), viennent faire connaître le résultat de leurs expériences.

En 1894, M. Mataranzas, thèse de Paris, inspirée par

M. Darier, s'attache surtout à démontrer le mode de pénétration de l'injection sous-conjonctivale dans l'œil.

En 1895, M. Violet, thèse de Bordeaux, conclut que les sels de mercure sont très efficaces dans les kératites à hypopyon.

En 1895, Van Mohl guérit l'épisclérite et la sclérite par les injections sous-conjonctivales de salicylate de soude.

En 1896, Bossalino obtient les mêmes résultats avec le bichlorure de quinine qu'avec le sublimé. Dix-huit guérisons totales d'ulcères et abcès de la cornée sur vingt cas traités. Mais ce n'est là qu'un essai isolé.

Parmi les injections sous-conjonctivales, la première en date, 1866, l'injection d'eau salée, essayée encore par Ossmuth en 1874, par M. de Vecker en 1891, est l'objet d'un travail critique publié par Mellinger, 1894, sur les injections sous-conjonctivales d'eau salée : il leur reconnaît une haute valeur thérapeutique.

En 1895, Schultze infirme les résultats obtenus par Mellinger et Marti avec les injections de sel de cuisine, parce que les malades avaient été traités en même temps par d'autres moyens.

L'année suivante, Katsoourow lit une communication à la Société américaine d'ophtalmologie, réunie à New-London. Sur 110 cas d'injections sous-conjonctivales d'une solution à 3 p. 100 de chlorure de sodium, il conclut que les injections d'eau salée constituent un mode de traitement tout à fait inoffensif et surtout utile dans les ulcères cornéens aseptiques aussi bien qu'infectieux.

M. Radsiwitzky (*Wrach*, n° 19, 1896), préfère les injections sous-conjonctivales de chlorure de sodium aux injections de sublimé, dans les ulcères de la cornée notamment ; elles donnent les mêmes résultats que les injections de sublimé, elles leur sont supérieures dans la kératite interstitielle puisqu'elles ont donné 6 guérisons dans 8 cas.

En 1897, le docteur Clarence A. Veasey conclut aussi que les injections sous-conjonctivales de chlorure de soude produisent autant de résultats avantageux dans le traitement des affections oculaires que les injections de bichlorure de mercure.

Schiess, Genusseus, Mellinger, Dor constatent l'efficacité des injections sous-conjonctivales d'eau salée contre les décollements de la rétine. M. de Wecker la nie en s'appuyant sur le résultat d'expériences faites en 1891.

Lodato, dans une première communication, cite deux cas de guérison sur 4 obtenus à la clinique de M. le professeur Angelucci, et en 1897 il obtient 12 fois la cure complète sur 24 cas de décollements rétiniens par ces mêmes injections·

L'injection sous-conjonctivale est aujourd'hui universellement admise en thérapeutique oculaire, et employée dans les cas que les nombreuses observations cliniques tendent de plus en plus à classer. Nous ne retrouvons plus l'opposition systématique de Muttermilcht qui, en 1894, rejette d'une façon absolue les injections sous-conjonctivales de sublimé parce qu'elles ne lui ont pas donné de bons résultats : il considère que l'amélioration des symptômes ou la guérison qui suit les injections constituent une solution toute naturelle de la maladie. Le titre de la solution, la quantité à injecter, l'agent thérapeutique varient et varieront peut-être encore ; les liquides organiques, sérums ou sucs d'organes, remplaceront peut-être les agents chimiques, mais l'injection elle-même a définitivement conquis sa place en chirurgie oculaire.

CHAPITRE II

Mode d'action des injections sous-conjonctivales.

Un grand nombre de praticiens se servent aujourd'hui des injections sous-conjonctivales dans les diverses affections du globe oculaire. La substance employée varie ainsi que la dose, le mode d'action varie donc également. Il est certain que le pouvoir antiseptique et irritant du sel de cuisine est beaucoup moins accentué que celui des sels de mercure et du trichlorure d'iode et que ce même pouvoir antiseptique et irritant dépend aussi du dosage. De même, le bichlorure de quinine joint à son pouvoir antiseptique et irritant une action spécifique sur les globules blancs, il arrête leurs mouvements amiboïdes et la diapédèse. Le salicylate de soude ainsi que la quinine agissent sur l'élément douleur. Toutes ces substances convenablement diluées, et injectées à dose massive, agissent encore d'une façon mécanique par leur eau en élevant la tension de la circulation lymphatique de l'œil.

Il convient donc de passer en revue le mode d'action spécial de chaque substance.

Tous les auteurs sont d'accord sur la haute valeur thérapeutique des injections des sels de mercure, mais ils n'ap-
précient pas de la même manière leur mode d'action.

Pour M. Darier, ils agissent comme antiseptiques même
à très faible dose ; un à deux vingtièmes de sublimé en
injections répétées ont suffi pour enrayer de graves affections oculaires, à prévenir la panophtalmie, même l'ophtalmie sympathique. Ce sont des faits d'observation clinique,
indéniables.

Cependant Muttermilcht a formulé de graves objections
contre les effets du sublimé. Cette substance mise en contact
avec les liquides albumineux de l'organisme est transfor-
mée en albuminate insoluble. Cette transformation diminue
son pouvoir antiseptique et arrête sa diffusion. Il est cependant lentement résorbé, car sa présence a été constatée
dans l'humeur aqueuse et dans le corps vitré par l'électrolyse (Bocci, Brugnatelli, Gallemaertz et Joly) ; il est vrai
que ces résultats ont été contestés par Bach qui n'a pu
obtenir la réaction hydrargyrique.

Sans doute, ces différents auteurs ne se sont pas mis dans
des conditions physiologiques identiques, car Trichomiroff,
après avoir fait de nombreuses expériences, affirme que le
sublimé injecté ne dépasserait pas les lames de la cornée
et ne pénètrerait pas dans la chambre antérieure.

Nous admettons que le sublimé pénètre dans l'œil à rai-
son de $1/60$ de milligramme par goutte injectée, comme l'a
calculé Muttermilcht, il est bien légitime de se demander
si le sublimé ou même le cyanure, qui est plus soluble, ont
réellement un pouvoir microbicide à si faible dose.

Nous savons, en effet, d'après les travaux des microbiolo-

gistes faits avec beaucoup de précision surtout à l'Institut
impérial allemand, que les microbes pathogènes virulents ne
sont tués dans les solutions de sublimé à 1 p. 1000 que
par un bain variant de 15 à 30 heures. Aussi a-t-on cher-
ché une autre cause pour expliquer l'action favorable des
injections des sels de mercure à petite dose répétées sur les
processus infectieux. M. Panas admet que les injections
sous-conjonctivales agissent par la révulsion qu'elles produisent. Après l'injection d'une seule division de la seringue
de Pravaz, il se produit souvent une inflammation considérable. D'abord la conjonctive est soulevée par une élevure
nettement arrondie, qui bientôt s'étend, et il se forme un
chémosis parfois considérable.

Une certaine quantité de sérosité est donc venue se
joindre au liquide injecté et en augmenter le volume. On
peut parfaitement expliquer cette accumulation des liquides
oculaires par la déplétion des espaces lymphatiques de
l'œil à la suite de la révulsion.

Considérons maintenant l'injection à dose massive des
sels de mercure et l'injection du chlorure de sodium qu'on
emploie toujours à dose massive.

Coppez veut qu'elles agissent à la façon d'un courant
laveur. Cette action est indéniable pour les injections faites
à haute dose, et dans les cas infectieux l'entraînement rapide
des toxines doit fortement favoriser le processus répara-
teur.

De plus, le chlorure de sodium, d'après des expériences
de Heidenheim, accélère la circulation de la lymphe : donc
les injections de ce sel même à petite dose sont utiles ; si
nous l'ajoutons au sublimé, nous obtiendrons de meilleurs

effets de ce dernier ; ajoutons qu'il est très probable encore que le chlorure de sodium a une action trophique sur les éléments anatomiques

Nous passons sur les autres substances dont l'emploi ne s'est pas généralisé.

Le sérum de Marmoreck est encore à l'étude, du reste il n'a pas donné de résultats dans les affections de l'œil ; nous mentionnons aussi l'hypothèse d'une action curatrice spécifique, qui ne s'est pas vérifiée par les faits, du suc ciliaire et de l'extrait oculaire du bœuf.

CHAPITRE III

Mode de pénétration des injections sous-conjonctivales.

Pour arriver à comprendre ce mode de pénétration, il est bon de connaître la disposition du système lymphatique du globe de l'œil.

Cette circulation lymphatique est très particulière et très propice à la thérapeutique locale dont nous étudions les effets.

M. Sappey décrit, dans la conjonctive, deux réseaux de vaisseaux lymphatiques, l'un superficiel, l'autre profond, réunis entr'eux par des anastomoses. Une partie aboutit à l'angle externe de l'œil pour se rendre aux ganglions parotidiens, l'autre partie aboutit à l'angle interne et de là va aux ganglions sous-maxillaires. Les vaisseaux plus fins et plus ténus du limbe conjonctival sont reliés directement aux lacunes et aux canaux interstitiels de la cornée. Les vaisseaux lymphatiques font défaut dans le globe oculaire. Ils sont remplacés par un système lacunaire formé de cavités aplaties et communiquant entr'elles par de fins prolongements canaliculés. Ces cavités sont tapissées d'endothé-

lium dont on connaît la communication avec la lumière
des lymphatiques (Rollet).

La cornée est pourvue d'un système de lacunes, d'où
partent en rayonnant les canalicules qui communiquent
avec les canalicules des lacunes voisines.

La conjonctive et la sclérotique nourrissent la cornée :
la première nourrit les lacunes extérieures, la seconde les
lacunes internes (Pflüeger).

Le courant de la lymphe est centripète et se dirige vers
l'humeur aqueuse, par les stomates inter-épithéliales de la
membrane de Descemet.

Il y a par suite communication des lacunes cornéennes,
d'une part, avec les lymphatiques de la conjonctive ; d'autre
part, avec la chambre antérieure.

Les mêmes systèmes lacunaires existent pour la sclérotique, ils sont en communication d'un côté avec la chambre
antérieure par le canal de Schlemm, de l'autre avec les
espaces supra-choroïdiens et supra-scléroticaux de Schwalbe,
formés par des lamelles conjonctives entre-croisées en tous
sens, interceptant des espaces libres tapissés d'endothélium.
Au niveau du limbe scléro-cornéen, la membrane de Descemet s'étale et forme le ligament pectiné, lequel renferme
les espaces de Fontana. Ceux-ci communiquent avec les
espaces lymphatiques de l'iris et avec la chambre antérieure
et constituent autour de celle-ci une sorte d'éponge annu-
laire toujours imbibée de lymphe.

Fuchs en 1885, et après lui Nuel et Cornil ont décrit sur
la face antérieure de l'iris des dépressions ou cryptes, au
fond desquelles les cellules épithéliales et même la membrane basale font entièrement défaut. Il existerait donc au

fond des cryptes de véritables stomates établissant une libre communication entre les espaces lymphatiques de l'iris et la chambre antérieure. On en comprend toute l'importance au point de vue de la circulation de la lymphe et de l'absorption des substances injectées sous la conjonctive.

Ces stomates n'existent que sur le bord pupillaire et sur la circonférence de l'iris. La partie intermédiaire en est dépourvue. Les gros vaisseaux de la choroïde (*vasa-varticosa*) sont entourés, suivant Morano, d'une gaîne lymphatique comme d'un manchon.

La lymphe circule également dans la rétine par des lacunes occupant les interstices des éléments histologiques. L'humeur vitrée est divisée en nombreux segments par un système de fentes, jouant le rôle de cloisons placées dans tous les sens. De plus, elle est traversée d'avant en arrière par un canal central dit de Willing, commençant en arrière de la papille et se terminant en avant au voisinage du pôle postérieur du cristallin par une extrémité évasée ; il est en relation avec le canal de Petit en avant par des espaces lacunaires.

Enfin les gaînes moyenne et interne du nerf optique sont la continuation de la lamina fusca et des couches vasculaires de la choroïde.

En résumé, les lymphatiques de la conjonctive communiquent avec les lames interstitielles de la cornée qui communiquent elles-mêmes avec la chambre antérieure. Celle-ci est en relation avec le canal de Schlemm avec les espaces supra-sclérotical et supra-chroroïdien, ceux-ci avec les gaînes du nerf optique et avec l'humeur vitrée.

Divers expérimentateurs ont étudié les courants nutritifs de l'œil au moyen d'injections de matière colorante. Ovis, par des injections poussées dans le corps vitré, a coloré la choroïde mais non la rétine ni le nerf optique.

Pflüeger, de Berne, injecte sous la conjonctive de lapins quelques gouttes de solution saturée de fluorescine.

L'injection pénètre peu à peu dans la cornée et marche vers son centre en formant un triangle à pointe arrondie. Bientôt toute la cornée se colore, et si on dissèque à différents moments, à la suite de l'injection, on voit la fluorescine dans l'uvée, dans l'espace supra-choroïdien, dans le corps vitré, surtout dans ses couches superficielles, et même dans le cristallin. Cet organe conserve surtout la matière colorante plusieurs jours après qu'elle a disparu dans les autres milieux de l'œil. Il est à noter que la rétine et le nerf optique ne sont jamais colorés.

CHAPITRE IV

Revue générale des cas dans lesquels on a fait des injections sous-conjonctivales et de l'action obtenue avec les divers agents thérapeutiques employés.

Les cures thérapeutiques obtenues depuis six ans par la méthode des injections sous-conjonctivales sont excessivement nombreuses, nous nous bornerons à rapporter l'opinion des auteurs les plus compétents ; nous n'avons pas non plus l'intention de vouloir rapporter ici en détail tous les cas de guérison obtenus par nous par l'emploi des injections sous-conjonctivales que nous avons employées ou vu employer plus de mille fois. Après avoir exposé les résultats obtenus par les auteurs dans les diverses affections des membranes de l'œil, nous nous bornerons à résumer en quelques mots les résultats obtenus par nous.

Affections de la conjonctive.

Les injections sous-conjonctivales ont été très peu employées dans les maladies de la conjonctive. M. Santos Fernandez a tenté la cure du trachome par le permanganate de potasse, mais le résultat a été médiocre. M. Matkovic n'a pas été plus heureux dans cette même affection avec le sublimé, et nous n'en ferions pas autrement mention si M. Duclos n'avait publié dernièrement une curieuse observation de guérison rapide d'ophtalmie purulente survenue après une hémorragie sous-conjonctivale abondante (*Lang. méd. chir.* 1898). On peut se demander si la distension provoquée par une injection sous-conjonctivale de sérum artificiel ou de liquide antiseptique ne produirait pas le même résultat. On pourrait cependant essayer le permanganate de potasse dans des cas de suppuration abondante.

Affections de la Cornée.

C'est contre les maladies de la cornée que les injections sous-conjonctivales ont été essayées pour la première fois et qu'elles ont affirmé leur pouvoir curateur indéniable ; nous ne pouvons que partager les opinions des innombrables auteurs qui ont publié les résultats merveilleux obtenus par cette méthode. Nous avons obtenu nous-même de très nombreux cas de guérison. Nous ne publions que quelques observations personnelles, car la question paraît jugée.

Kératite phlycténulaire.

La kératite phlycténulaire éclate d'ordinaire chez les enfants, c'est une kératite légère, curable par des lavages antiseptiques de l'œil, par la pommade au précipité jaune avec prescription d'un traitement général. Le plus souvent cette médication suffit, mais si des accidents infectieux éclatent on se sert pour les combattre des injections sous-conjonctivales de sels de mercure. Katzoourow a même obtenu des succès avec les injections d'eau salée. Il déclare (dans une séance de la Société américaine d'ophtalmologie, tenue à New-London, 1895) que de toutes les affections oculaires dans lesquelles il a fait usage de ces injections, l'effet en fut le plus marqué dans les ulcères simples de la cornée ; seize cas, dont la durée fut abrégée par ce mode de traitement. Nous avons traité une centaine de cas par notre solution no 2. Les résultats ont été excellents et rapides.

OBSERVATION I (Personnelle)

Kératite phlycténulaire à bandelettes infectées.

G... (François), 2 ans 1/2, de Castanet, nous est présenté par sa mère, le 10 février 1898.

Kératite phlycténulaire à bandelettes infectées. Nous pratiquons un lavage au permanganate et une injection de deux gouttes de solution de sublimé à 1 p. 2000 additionnée de chlorhyd. de cocaïne à 1 p. 1000, et nous appliquons un pansement aseptique et solidement fixé pour que l'enfant ne puisse pas s'infecter de nouveau.

Le 14 février, l'ulcère est en voie de cicatrisation ; nous appliquons de la pommade au bioxyde jaune d'hydrargyre, et le 20 février, la mère emporte son enfant guéri après des applications quotidiennes de pommade précédées de lavages à l'acide borique.

Ulcères infectieux — Ulcères à hypopyon

M. Darier, dans sa première communication, ne cite aucun cas d'ulcère infectieux de la cornée avec hypopyon, mais en 1894 il en publie trois cas très graves, guéris par la méthode des injections sous-conjonctivales de sublimé : « Ces injections agissent, dit-il, comme le plus prompt moyen de pratiquer l'antisepsie, dans les infections traumatiques ou opératoires, dans les ulcères infectieux et abcès avec hypopyon. »

SOLUTION N° 2

Bichlorure d'hydrargyre.........	0,05 ctg.
Chlorure de sodium.............	0,50 —
Eau distillée...................	100

Gepner cite un cas de kératite à hypopyon, qui avait résisté aux traitements antiseptiques ordinaires, avec bandeau occlusif. Le malade fut guéri par les injections sous-conjonctivales de sublimé ; les douleurs cessèrent le soir même de la première injection, et l'hypopyon disparut le quatrième jour. Il cite encore d'autres cas d'ulcère trauma- tique guéris par ce moyen.

Bergmeister, dans ces mêmes cas, abandonne le galvano-cautère.

Deutschmann qui, en 1893, n'avait pas voulu essayer les injections sous-conjonctivales de sublimé, parce que le thermo-cautère était bien suffisant, les préfère l'année suivante au fer rouge pour les ulcères. Secondi avait très nettement indiqué les inconvénients de la galvano-caustie sur la cornée.

« La guérison des affections cornéennes, qu'on obtient par un traitement rationnel, dit-il, principalement dans les ulcères de la cornée, se produit par production de tissu connectif cicatriciel, plus ou moins opaque, et par conséquent peu favorable aux fonctions de la cornée.

« En effet, dans le traitement des abcès et des ulcères cornéens provenant d'une infection traumatique ou d'autre nature, outre l'emploi des antiseptiques, nous sommes obligés, à cause de la gravité des cas, de recourir à la galvano-caustique pour empêcher la propagation de l'infiltration infectieuse. Et tel but ne s'obtient que si la pointe du fer rouge est portée jusqu'aux limites de la partie nécrosée et même sur le tissu sain de la cornée.

« La masse de tissu cicatriciel consécutif reste très souvent très étendue et n'est pas susceptible de réacquérir sa transparence, de telle façon que l'iridectomie même devient quelquefois difficile.

« Ainsi les infections de la cornée, celles qui sont circonscrites comme les phlyctènes, les pustules, abcès et ulcères, sont toujours contournées d'un contour plus ou moins étendu d'infiltration du tissu cornéen environnant, contour d'infiltration qui, selon les cas, change de forme, d'étendue, d'épaisseur et de couleur.

« Telles affections cornéennes traitées par les moyens ordinaires, laissent à la place de l'ulcère une opacité plus ou moins dense, selon la gravité de la lésion. »

L'auteur cite une vingtaine d'observations détaillées de guérison d'ulcère infectieux ou d'abcès guéris par les injections sous-conjonctivales de sublimé. « Mais, dit-il, il convient de remarquer qu'il faut longtemps attendre la guérison, il faut pratiquer 10, 15 et même 20 injections sous-conjonctivales. La réparation de la cornée est complète, la transparence parfaite. »

Le galvano-cautère est donc abandonné par la majorité des auteurs.

Dufour de Lausanne déclare que les injections sous-conjonctivales de sublimé sont la meilleure médication dans les ulcères suppuratifs, surtout si le pus s'infiltre entre les lamelles de la cornée.

Sogrosso, Perinoff, Rumszewicks partagent le même sentiment, ils sont unanimes à constater les bons effets dans les kératites infectieuses spontanées ou traumatiques.

M. de Spéville combine les attouchements de teinture d'iode à l'emploi des injections sous-conjonctivales. Il publie quatre cas où il a obtenu des effets merveilleux dans des ulcères cornéens avec iritis.

En 1895, M. de Wecker se sépare de M. Darier pour la dose à injecter : « Je suis venu, dit-il, aux injonctions sous-conjonctivales massives de une demi-seringue à une seringue de Pravaz, avec une solution de bichlorure, à laquelle j'ajoute un myotique 0,05 de salicylate d'ésérine, pour une solution de 30 grammes d'eau stérilisée.

Avec 6 ou 8 injections, on obtient la guérison de vastes ulcères de la cornée ; les résultats obtenus sont étonnants dans ces affections avec la moitié ou les trois quarts d'une seringue de Pravaz et, dans les cas graves, avec une seringue entière.

M. Vialet, de Bordeaux, fait une thèse, inspirée par M. Fromaget, sur les « injections sous-conjonctivales de sels de mercure dans le traitement des kératites à hypopyon. »

Les expériences de l'auteur portent sur 16 cas. Huit malades ont été traités par le sublimé et huit avec le cyanure de mercure. Il conclut :

« Des faits exposés dans notre thèse, il nous a paru ressortir que les injections sous-conjonctivales de sels de mercure sont un bon mode de traitement et un auxiliaire précieux dans les kératites à hypopyon. »

« Elles ne constituent pas, à elles seules, un traitement complet et exclusif, et les praticiens auraient tort de négliger, à cause d'elles, le traitement interne ou les moyens adjuvants, appropriés à tel ou tel symptôme, comme par exemple : les lavages antiseptiques, la paracentèse, l'atropine, mais elles sont précieuses en ce sens qu'elles servent à porter directement et rapidement l'agent antiseptique sur le foyer d'infection constituant ainsi un traitement sûr et rapide.

« Etant donné la douleur moindre et le chémosis moins considérable qu'il détermine, ainsi que la rapidité plus grande avec laquelle il paraît agir, le cyanure de mercure doit être employé de préférence au sublimé. »

Cependant les injections sous-conjonctivales n'ont pas donné de bons résultats à Muttermilcht. Il les rejette après les avoir essayées sur cinq malades.

Brovistein (au congrès de Moscou 1896), ainsi que M. Mandelstamm, expriment des doutes sur l'efficacité des injections sous-conjonctivales, non seulement dans les affections profondes de l'œil, mais aussi dans les ulcères cornéens et les suppurations post-opératoires; cette méthode, qui, d'après les pronateurs de la nouvelle thérapeutique, fait merveille entre leurs mains, n'a rien donné.

M. Moissonnier (thèse de Paris), inspiré par M. Badal, constate au contraire l'action très favorable des injections sous-conjonctivales de sublimé dans toutes les infections avec tendance à la suppuration, et il ajoute : « On peut donc prévoir que, dans tous les cas de kératites autres que la kératite ulcéreuse à hypopyon, ou les kératites ulcéreuses avec abcès multiples interstitiels, on ne tirera pas un large bénéfice de ce mode de traitement. »

Pour M. Abadie, au début des ulcères infectieux de la cornée, on aura recours aux injections sous-conjonctivales d'une à deux gouttes de solution de sublimé au millième; si l'ulcère est plus grave, s'il est plus avancé, on aura recours au galvano-cautère qui, s'il est bien manié, limite le mal et empêche la destruction complète de la cornée.

Il est certain que c'est faute d'avoir fait des distinctions dans le degré du mal que des divergences se sont établies entre les différents auteurs.

Dans les cas de kératite avec menace de panophtalmie, M. Darier se sert du galvano-cautère conjointement avec les injections sous-conjonctivales. Il présente à la Société d'ophtalmologie de Paris un malade âgé de 65 ans, guéri d'un ulcère infectieux de la cornée avec panophtalmie par quatre interventions au galvano-cautère, suivies d'injections sous-conjonctivales, deux gouttes chaque fois. L'œil est peu utile sans doute, dangereux peut-être, mais conservé.

L'injection seule réussit parfois dans la kératite avec panophtalmie.

M. Parisotti, dans une communication faite à l'Académie de médecine de Rome, cite un cas de kératite de moissonneurs, avec panophtalmie consécutive, guérie par deux injections sous-conjonctivales d'une seringue de solution de sublimé à 1 p. 1000. Un autre cas de kératite accompagnée d'une panophtalmie post-opératoire, guérie aussi par deux injections sous-conjonctivales de 0 gr. 50 chacune de la même solution. Mais dans un troisième cas beaucoup plus grave, il craint que l'injection sous-conjonctivale n'ait plutôt aggravé la situation du malade.

Injections sous-conjonctivales de cyanure de mercure

La méthode des injections presque à dose homœopathique de M. Darier est remplacée par la méthode à injections massives de M. de Wecker, mais comme à haute dose le sublimé est très irritant, les expérimentateurs tendent à le remplacer par le cyanure de mercure qui est mieux toléré.

Nous avons vu que M. Vialet, dans son travail inaugural, compare les effets nuisibles et utiles de ces deux sels et qu'il donne la préférence au cyanure.

M. Rooze, de Courtrai, a remplacé le sublimé par le cyanure de mercure à 1 p. 1000. Il se déclare particulièrement satisfait de ce mode de traitement dans les ulcères infectieux de la cornée si fréquents dans les campagnes flamandes, il en a éprouvé aussi les bons résultats dans les kératites phlycténulaires, où les vésicules ont formé ou menacent de former une ulcération grave, et il ajoute : ainsi qu'aux périodes de début et de déclin des kératites parenchymateuses.

Enfin M. Fromaget, dans une publication récente (1897) sous ce titre : « Injections sous-conjonctivales de cyanure de mercure dans les kératites infectieuses », préfère la solution de cyanure à 1 p. 1000 ou même à 1 p. 100 aux solutions de sublimé. Il injecte au moins un demi-centigramme de cyanure qui est plus soluble, s'absorbe plus facilement que le sublimé, n'altère pas les instruments et est mieux supporté. Bien entendu ces injections n'empêchent pas les autres soins à donner aux kératites purulentes, en particulier la paracentèse si l'hypopyon est en quantité notable.

Injections sous-conjonctivales de chlorure de sodium dans les kératites ulcéreuses, infectieuses, suppuratives.

Mellinger et Marti (thèse de Bâle) déclarent que les injections de sel de cuisine ont la même action thérapeutique favorable sur les ulcères et les autres maladies de l'œil que les injections de sublimé sans présenter les mêmes inconvénients. Schultze attaque ces résultats parce que les malades avaient été traités par d'autres moyens.

Kazaourow a vérifié également les assertions de Mellinger et Marti. Il cite six cas d'ulcère rongeant avec hypopyon ou abcès de la cornée, dans lesquels le processus destructif fut arrêté avec l'injection en masse de solution de sel de cuisine, comme avec l'injection de sublimé.

Il a traité également cinq cas de plaies périoxiles infectées :
l'effet fut éclatant dans deux cas, la destruction du tissu s'était
arrêtée, les bords de la plaie s'étaient détergés et les vaisseaux
de nouvelle formation avaient apparu. Dans les trois autres
cas, les injections n'arrêtèrent pas le processus destructif. Si
malgré les injections la résorption de l'hypopyon ou le net-
toyage des bords de la plaie se font attendre, Kazaourow
évacue le pus par l'opération de Sœmisch, insuffle de l'iodo-
forme, instille de l'ésérine, fait un pansement antiseptique.

Il en conclut que les injections salées constituent un
mode de traitement tout à fait inoffensif et surtout utile,
dans les ulcères cornéens aseptiques aussi bien qu'infectieux.

L'année suivante, Radziwtzki signale qu'il a obtenu des résultats satisfaisants dans cinq cas sur huit ulcères de la cornée avec hypopyon, un cas d'iritis sur deux. Il adopte les
conclusions de Kazaourow, tandis que Hosch dénie toute
action curatrice aux injections sous-conjonctivales de chlorure de sodium comme du reste à celles qui sont faites avec
les sels de mercure.

**Injections sous-conjonctivales de bichlorure de qui-
nine dans les ulcères et abcès de la cornée avec
hypopyon.**

Bossalino fait d'abord des recherches expérimentales avec
le bichlorure de quinine chez le lapin avant de s'en servir
chez l'homme.

Il part de ce fait que la quinine entrave la diapédèse des

leucocytes : il emploie donc ce remède contre l'invasion des globules blancs dans les maladies infectieuses de la cornée.

Chez le lapin, le bichlorure de quinine dans une solution à 1 p. 100 est mal supportée; il produit de l'œdème, de la photophobie, du larmoiement, et la nécrose de la conjonctive, tandis qu'une solution à 1 p. 400 ne donne lieu à aucun inconvénient.

Avec cette solution, l'auteur a traité des ulcères et des abcès de la cornée avec hypopyon dans 20 cas et a obtenu dans tous, sauf un, les meilleurs résultats. La cornée s'éclaircit rapidement, l'ulcère se déterge et l'hypopyon se résorbe si vite que la guérison est obtenue dans dix à vingt jours. Les injections sont indolores.

Nous allons exposer maintenant les résultats de nos études personnelles sur les kératites, nous n'avons expérimenté que nos solutions de sublimé, formule n° 1 et F. n° 2.

Dans les ulcères infectés, nous n'avons jamais eu un seul insuccès; nous avons toujours employé le curettage, le grand lavage de permanganate de chaux et l'injection sous-conjonctivale selon le manuel opératoire décrit par M. Clavelier (*La clinique opht.* 1897, 10 avril). Nous considérons l'atropine comme mauvaise dans toutes les suppurations oculaires et nous la proscrivons d'une manière absolue.

Dans les ulcères à hypopyon, qui est une forme d'infection cornéenne aggravée, l'arrêt des accidents est encore rapidement obtenu. Nous avons observé que les injections de sublimé étaient beaucoup plus actives que la méthode de Sœmisch, la paracentèse simple, le traitement avec la pommade iodoformée et même le galvano-cautère. Nous les désinfectons d'abord par un grand lavage au permanganate de chaux et nous les traitons par le curettage et l'injection de sublimé à des doses plus ou moins fortes suivant la durée antérieure du mal et la gravité du cas. Nous pourrions citer une quarantaine d'observations où la méthode sous-conjonctivale a été héroïque, a enrayé les accidents en quelques heures et, dans les cas anciens, a limité le mal à sa moindre action. M. le Dr Clavelier a publié un article sur ce sujet (*Archiv. médic. de Toul.* 1897, p. 172).

OBSERVATION II (personnelle).

Infection traumatique de l'œil gauche.

C... (Clément), 14 ans, de Toulouse, 12 janvier 1898.

Le malade a reçu un éclat de bois sur l'œil gauche.

Nous constatons un ulcère assez étendu à fond légèrement sanieux ; dans la chambre antérieure un vaste hypopyon de pus jaune, et de plus un commencement d'iritis.

On fait un lavage au permanganate, une injection sous-conjonctivale de 3 gouttes de solution de sublimé à 1 p. 2000 additionnée de chl. de cocaïne à 1 p. 1000. Le lendemain, les douleurs ont cessé, l'hypopyon a un peu diminué et le mieux s'accentue les jours suivants.

16 janvier, l'ulcère s'arrondit et l'hypopyon a presque disparu.

Le 25 janvier, la guérison est complète, il n'y a pas de trace d'iritis, la chambre antérieure est claire et il ne reste pas de leucome sur la cornée.

OBSERVATION III (personnelle).

Triple ulcère infecté de la cornée

A... Cléry, 20 ans, boucher, de Toulouse, vient à la clinique le 25 juin 1898.

Il a reçu un éclat d'os sur l'œil. On aperçoit trois petits ulcères infectés sur les parties périphériques de la cornée, et un petit hypopyon à la partie intéro-interne de l'œil gauche. Nous pratiquons une injection de deux gouttes de solution de sublimé à 1 p. 2000 additionnée de chl. de cocaïne à 1 p. 1000.

Le 27 juin, l'hypopyon n'était pas complètement résorbé ; nous pratiquons une nouvelle injection et, le 30 juin, les ulcères et l'hypopyon avaient disparu.

OBSERVATION IV (personnelle).

Ulcère infecté de la cornée

L... (Jeanne), 27 ans, de Toulouse.

Vient consulter le 10 juin 1898.

Ulcère infecté de la cornée à la suite d'une érosion par coup d'ongle d'enfant.

Aussitôt nous lui faisons une injection sous-conjonctivale de 2 gouttes de solution sublimé à 1 p. 2000 additionnée de chlorure de sodium et un léger pansement ; la malade rentre chez elle.

Elle revient le 12 juin, nous pratiquons un lavage de la plaie au permanganate ; nouveau pansement, et le 14 juin la malade était parfaitement guérie.

OBSERVATION V (personnelle).

Ulcère infectieux de la cornée.

L.. (Jean), résidant à Escatalens, vient à la clinique le 10 juillet 1897.

Il est atteint de kératite à la suite d'une blessure par un épi de blé. Nous pratiquons une injection sous-conjonctivale de sublimé de deux gouttes de la solution sublimé à 2 p. 1000 additionnée de chlorure de sodium. Nous faisons un pansement occlusif et le malade rentre chez lui.

Il nous revient six jours après : les bords de la plaie avaient un aspect grisâtre à bords boursoufflés, l'ulcération était agrandie et du pus remplissait environ un tiers de la chambre antérieure; il y avait des synéchies postérieures et les voies lacrymales étaient obstruées.

Nous faisons un lavage au permanganate, puis une· injection sous-conjonctivale de deux gouttes de la même solution; le lendemain l'hypopyon a diminué, deux jours après il a disparu et 14 jours après cette deuxième injection l'ulcère est complètement guéri.

Il reste une petite opacité à la place de l'ancien ulcère.

OBSERVATION VI (1)

C... (Jean), 12 ans. Cet enfant monte sur un cerisier et reçoit dans l'œil gauche un violent coup de branchette dont l'extrémité pénètre dans l'œil et casse à un demi-millimètre environ de la face antérieure de la cornée. Son médecin, appelé, essaie vainement de retirer le fragment de bois ; la finesse du corps étranger fait qu'il ne résiste pas aux pressions de la pince et il casse au ras de la cornée. Nous voyons le malade cinq jours après, privé de sommeil depuis quelques jours et souffrant beaucoup.

Photophobie et douleurs périorbitaires intenses.

Les paupières sont un peu gonflées, la conjonctive injectée et chémotique. A l'éclairage oblique, j'observe un ulcère infecté présentant à son centre un point brunâtre qui est l'extrémité superficielle du corps étranger. Celui-ci est tendu entre la cornée et l'iris du côté externe, engaîné par une masse jaune qui augmente son diamètre apparent. La chambre antérieure est remplie à moitié par du pus, la pupille est immobie e, l'iris terne. La vision est réduite à la perception des mouvements de la main à un mètre. L'œil est légèrement hypertone, ses mouvements sont diminués d'étendue et un peu douloureux. L'infection était déjà

(1) Cf. *Lang. méd. chir.* 1897, p. 57.

si intense, que nous craignions une panophtalmite ; néanmoins, après avoir fait nos réserves quant au pronostic, nous nous mîmes en devoir d'extraire le corps étranger.

N'ayant pas pu dilater la pupille, nous ne savions pas si le cristallin était blessé ; cependant les parties centrales étaient transparentes.

Après anesthésie à la cocaïne et un grand lavage au permanganate de chaux à 1/1500, nous pratiquons une incision externe en dehors du corps étranger comme pour une large iridectomie, bien résolu à ne pratiquer celle-ci qu'à bout de ressources. L'humeur aqueuse s'écoule entraînant la plus grande partie de l'hypopyon. Nous introduisons alors une pince fine pour saisir le corps étranger et nous ne réussissons pas à l'extraire. Nous débarrassons ensuite la chambre antérieure de quelques filaments de pus qu'elle contient encore et nous terminons par une injection sous-conjonctivale de sublimé de quatre gouttes et un grand lavage, puis un pansement occlusif iodoformé. Le malade a dormi dans la nuit et le lendemain l'œil est en bon état, pas d'hypopyon. Pansement le jour suivant, instillation d'atropine et pansement. V. = 1/6.

Au bout de huit jours, l'ulcère cornéen était parfaitement cicatrisé, la pupille ronde ; au niveau de la blessure irienne, la cristalloïde antérieure avait été légèrement touchée et portait une opacité arrondie. V. = 2/3.

Suppurations cornéennes post-opératoires

Les infections de la plaie cornéenne après l'extraction de la cataracte, par exemple, ont des conséquences terribles. Nous avons eu l'occasion de voir les injections de sublimé appliquées dans plusieurs cas de ce genre. Les cas heureux furent ceux dans lesquels le malade accusa des douleurs du côté de son œil, dès la fin du second jour. Le pansement enlevé, l'infection constatée, on pratiquait une injection sous-conjonctivale, et tout rentrait dans l'ordre.

Malheureusement il n'en est pas toujours ainsi et nous avons vu, à la levée du pansement, c'est-à-dire au 4e ou 5e jour, l'infection déjà avancée, sans que le malade ait manifesté la moindre gêne du côté de l'œil opéré. Sur huit cas, on parvint à enrayer l'infection six fois, et les malades qui eurent de l'irido-choroïdide déjà avancée furent frappés de cécité presque complète; dans les cas légers, ils n'éprouvèrent qu'une diminution de l'acuité visuelle proportionnelle aux lésions histologiques. Les deux autres cas se terminèrent par le phlegmon de l'œil.

Les injections sous-conjonctivales n'ont donné que de mauvais résultats dans les kératites panneuses. Nous nous associons pleinement à l'opinion des auteurs qui préfèrent les autres moyens usuels (péritomie, section ou cautérisation des vaisseaux) qui tendent à supprimer la congestion en détruisant les veinules conjonctivales. Il est d'expérience bien établie que les injections augmentent au contraire la congestion. Ce fait nous explique suffisamment la faiblesse de leur action.

Kératite parenchymateuse traitée par le sublimé.

M. Darier et M. Abadie n'eurent pas de succès pour la kératite parenchymateuse dès les débuts de la méthode des injections sous-conjonctivales de sublimé. M. Darier cite alors un seul cas de cette affection, bien caractéristique, datant de six mois et très amélioré par les injections: il a échoué dans tous les autres. Pour lui le traitement général doit être la première indication.

M. Abadie écrit que: « Contrairement à ce qu'on aurait pu croire théoriquement, les injections sous-conjonctivales de sublimé ne donnent pas de bons résultats dans la kératite parenchymateuse au moins à la période aiguë, par contre alors les injections hypodermiques de cyanure de mercure ont une efficacité souveraine.

« Mais à la période de déclin, quand il n'y a plus qu'un reliquat, on peut les essayer. »

Dans la suite, plusieurs auteurs apportèrent des séries de faits favorables à la méthode des injections sous-conjonctivales de sublimé.

Coppez et Gallemaertz citent vingt-cinq cas améliorés ou guéris.

M. Lagrange pense que la kératite parenchymateuse d'origine spécifique bénéficie dans une large mesure des injections sous-conjonctivales, il cite également plusieurs observations de guérison. Il a éprouvé deux insuccès. Van Mohl a obtenu un cas d'amélioration et un cas de guérison dans des kératites diffuses.

Deutschmann et Zossenheim relatent dix-neuf observations avec résultat très satisfaisant. Ils concluent que la durée de la cure est d'une manière générale absolument plus courte que celle que l'expérience classique assigne aux autres traitements. Quelques cas ont été guéris dans l'espace de quatre semaines alors que le pronostic de ces affections comporte généralement un temps double ou triple.

Gepnerjun de Varsovie trouve que la kératite parenchymateuse paraît faiblement influencée par le sublimé, pourtant les synéchies céderaient plus aisément à l'atropine.

Enfin, Schultze n'a obtenu que de mauvais résultats avec les injections sous-conjonctivales de sublimé.

Baker de Cleveland a associé les injections de bichlorure de mercure aux méthodes thérapeutiques usuelles et il a obtenu des résultats excellents dans les kératites interstitielles.

M. Mataranzas, thèse de Paris, résume la question. « Il faut s'abstenir, dit-il, de tout traitement local à la période aiguë, panneuse de la kératite parenchymateuse et instituer un traitement général. Mais si la kératite est bénigne, atone, circonscrite, ou du moins présente une réaction modérée, il faut pratiquer des injections sous-conjonctivales de sublimé. Chaque injection lave un segment correspondant de la cornée, après en avoir pratiqué quelques-unes autour de la cornée, l'infiltration semble se cantonner au centre. A ce moment, les injections ne paraissent plus avoir d'action favorable, on peut faire du massage cornéen avec la lanoline hydrargyrique, procédé vanté en 1889 par M. Darier, pour activer la résorption d'anciens exsudats cornéens.

Injections sous-conjonctivales de cyanure de mercure dans la kératite parenchymateuse.

Nous n'avons à relater que l'observation favorable de Roose de Courtrai. Il a obtenu de bons résultats avec les injections de cyanure aux périodes de début et de déclin des kératites parenchymateuses.

4

Rothmund, en 1866, réussit à éclaircir certains troubles de la cornée en pratiquant des injections sous-conjonctivales d'eau salée.

Vingt ans après, la même expérience a bien réussi à Radsiwitsky. Il déclare même que les injections d'eau salée sont supérieures aux injections de sels de mercure puisqu'elles ont donné six cas de guérison sur huit dans la kératite interstitielle.

Mellinger fut moins heureux et, pour lui, cette méthode a une action petite ou nulle dans la kératite superficielle et parenchymateuse.

Nous avons traité la kératite parenchymateuse uniquement par les injections de sublimé ; la plupart des cas étaient nettement d'origine hérédo-syphilitique. Les injections de sublimé avec la formule sublimé et chloryd. de cocaïne nous ont donné moins de résultats que celles de sublimé joint au chlorure de sodium. L'évolution de cette variété de kératite est le plus ordinairement chronique, et nous ne sommes pas en présence d'une infection aussi nette que dans les cas où il y a suppuration ; nous n'injectons alors que deux gouttes chaque fois. Nous avons employé les injections sous-conjonctivales, mais seulement à la période de déclin, comme le conseillent divers auteurs : elles sont en effet plutôt nuisibles au début, car elles augmentent la congestion ; mais lorsque la période d'état a passé, quand la congestion cessait, quand les photophobies diminuaient, nous avons remarqué que les injections pratiquées à ce moment favorisaient nettement la résorption des infiltrations intracornéennes et hâtaient la réapparition de la transparence.

Nous avons fait avec succès jusqu'à trente-cinq injections

sur le même malade. Mais nous avons noté qu'il ne fallait pas répéter trop fréquemment les injections, et au lieu de les espacer d'un jour entr'autre, comme le veulent certains auteurs des plus autorisés, nous avons pour principe d'attendre pour faire une injection nouvelle que les phénomènes réactionnels, provoqués par la précédente aient complètement disparu.

OBSERVATION VII (personnelle)

Kératite parenchymateuse double.

C... (Jeanne), 19 ans, Toulouse, vient consulter le 7 mars 1898.

Elle est atteinte de kératite parenchymateuse double. Elle a été plusieurs fois atteinte, dans son jeune âge, de croûtes impétigineuses, elle a présenté longtemps, dit-elle, de l'adénite cervicale. La lèvre supérieure est un peu épaisse ; nous nous rangeons à une étiologie scrofuleuse, elle ne porte sur elle aucun signe d'hérédo-syphilis. La vision, dit-elle, était nébuleuse depuis deux ans environ et en ce moment la cornée, qui est fortement vascularisée, diminue considérablement l'acuité visuelle. La malade reçoit huit injections dans chaque œil, les injections sont alternées de façon que le même œil soit traité tous les quatre jours, avec la solution sublimé à 1 p. 2000 additionnée de chlorure de sodium.

Après la troisième injection, l'état des deux yeux s'est sensiblement amélioré. Après la huitième injection, l'acuité visuelle qui était 1/15 s'est élevée à 1/3 ; la malade se dit guérie et ne revient plus.

OBSERVATION VIII· (personnelle).

Kératite parenchymateuse

S... (Louis), 15 ans 1/2, de Perpignan, se présente à la clinique le 15 novembre 1897.

Il est atteint de kératite parenchymateuse double, d'origine nettement hérédo-syphilitique. Il présente la cannelure bien marquée en coup d'ongle aux incisives de la mâchoire supérieure et, de plus, il a eu, il y a deux ans, une otite moyenne qui a été efficacement combattue par le traitement spécifique. En ce moment l'œil ne présente pas de réaction aiguë ; la congestion, la photophobie, le larmoiement ont cessé depuis dix jours.

Nous mesurons l'acuité visuelle : $V = 1/20$.

Nous faisons une injection de solution de sublimé à 1 p. 2000 additionnée de chlorure de sodium (solution n° 2). Tous les deux jours, en changeant d'œil chaque fois, après sept injections dans chaque œil, l'infiltration cornéenné a diminué d'une manière appréciable et la vision s'est bien améliorée. Après dix injections dans chaque œil, la cornée a presque repris sa transparence sauf au centre où elle reste nébuleuse. En somme, après vingt injections en tout, dix pour chaque œil, V qui égalait 1/20 est remontée à $V = 1/4$.

Episclérite et Sclérite

Les cas d'épisclérite qui ont bénéficié des injections sous-conjonctivales ont été traités avec les sels de mercure. Les observations favorables sont si peu nombreuses que le résultat ne paraît pas bien concluant.

Gepner cite un cas de guérison avec 8 injections sous-conjonctivales de sublimé.

Zossenheim, 4 cas.

M. Terson, de Toulouse, notre ancien et regretté maître, a publié l'observation la plus probante sur ce sujet. Avec 3 injections de 2 gouttes de solution de sublimé à 1 p.1000, M. Terson a guéri une plaque assez étendue de sclérite datant de 4 mois, chez une rhumatisante.

Bernstein, de Baltimore, a obtenu une amélioration notable dans la sclérite par les injections sous-conjonctivales de cyanure de mercure. Leur action est prompte et plus favorable, dit-il, quand elle est associée aux traitements constitutionnels usuels.

La seule observation probante de guérison de cette affection par l'injection sous-conjonctivale nous paraît être celle qui est publiée par notre ancien maître, M. Terson, parce qu'il s'agissait d'une plaque de sclérite, c'est-à-dire d'une forme localisée; mais nous doutons que les injections donnent de bons résultats dans les formes diffuses. Nous avons traité, nous-même, trois cas d'épisclérite avec bouton bien limité et nous avons obtenu deux guérisons; le troisième cas présentait deux boutons isolés, nous avons fait une injection dans chacun, mais trois semaines après il y eut une nouvelle rechute. Les malades supportent difficilement ces injections, elles sont très douloureuses; on pousse en effet une ou deux gouttes de solution irritante en plein tissu épiscléral déjà enflammé. Les malades préfèrent à cause de cet inconvénient, et nous-même à cause des bons effets, le traitement par l'électrolyse, préconisé par M. Terson, de Paris.

Il nous a été permis, récemment, de voir les bons résultats de cette méthode sur un malade guéri, dont l'observation a été publiée par M. Clavelier (Société médic. Toulouse, avril 1898.)

OBSERVATION IX (personnelle).

R... (Marie), 56 ans, de Oust (Ariège).

Antécédents héréditaires, rhumatisme et goutte.

Antécédents personnels de rhumatisme. Il y a déjà trois semaines que la malade a éprouvé de la douleur à l'œil droit, qui était rouge en même temps; aujourd'hui, cet état s'est accentué, il y a de la photophobie assez marquée. A l'examen, nous trouvons un bouton d'épisclérite très limité situé en haut et en dehors à 7 millimètres du bord de la cornée. Nous appliquons le traitement par l'injection sous-conjonctivale d'une goutte de sublimé à 1 p. 2000 et cocaïne. La douleur fut immédiatement très violente, et le lendemain il s'était produit un chémosis assez accentué, les douleurs persistèrent pendant quatre jours; au cinquième, les phénomènes réactionnels diminuèrent d'intensité, et vers le dixième jour tout l'œil reprit un aspect normal.

La malade prétendait avoir eu une affection du même genre 4 ans auparavant sur le même œil, qui aurait duré 2 mois.

OBSERVATION X (personnelle).

P... (Louis), 31 ans, peintre, vient consulter le 20 janvier 1898. Il est né de parents rhumatisants, il a eu un frère goutteux et lui-même a eu, en 1892 et 1893, deux attaques de rhumatisme articulaire aigu. En 1893, également, il a eu une iritis rhumatismale aux deux yeux. Le malade se présente à nous porteur d'un bouton d'épisclérite de 3 millimètres de diamètre, très limité et situé à environ 6 millimètres de la circonférence de la cornée.

Le malade a subi, pendant huit jours, un traitement intern.~ par le salicylate de soude avec application de compresses chaudes sur l'œil sans résultat. On essaie alors la colchicine et les instillations d'atropine ; les douleurs et la photophobie restent aussi intenses ; enfin, le 5 février, nous lui faisons en plein bouton épiscléral une injection sous-conjonctivale de sublimé additionnée de chl. de cocaïne, et malgré l'anesthésie préalable, les douleurs sont immédiates et violentes, elles durent 3 jours. Dès le cinquième jour après l'injection, la congestion disparaît, le bouton s'affaisse ; au septième jour, tout est rentré dans l'ordre. Le malade, revu au mois de juin, n'a pas eu de rechute.

Iritis.

M. Secondi a appliqué les injections sous-conjonctivales de sublimé à cinq cas d'iritis: trois cas d'iritis syphilitique simple, un cas d'iritis rhumatismal, un cas d'iritis syphilitique avec gommes. Il faisait en même temps le traitement général par des injections intra-musculaires de sublimé (trente injections); deux malades sont guéris, les trois autres encore en traitement font espérer une guérison prochaine.

M. Darier, qui a expérimenté systématiquement ce traitement local, cite neuf cas qui ont tous bénéficié dans une large mesure des injections. Dans les iritis à forme grave, gommes de l'iris, la guérison se produit après trois ou quatre injections et en un temps trois fois plus court que par les traitements classiques. Dans beaucoup d'autres iritis aiguës, dont il est difficile de déterminer la nature infec-

tieuse, les effets de cette médication sont également très
rapides.

Deutschmann, au huitième Congrès international d'Edimbourg, fit remarquer aussi que les injections sous-conjonctivales de sublimé étaient favorables, même dans les iritis
aiguës ; après huit jours, les pupilles se débarrassaient de
leurs synéchies et l'œil était net.

Lagrange, de Bordeaux, cite un cas d'iritis spécifique qui
avait résisté aux frictions suivies d'un traitement ioduré,
deux injections sous-conjonctivales de sublimé amenèrent
la guérison.

Gepner les considère comme un remède réellement efficace dans les iritis idiopathiques. Et même dans quelques
cas d'iritis, la pupille, qui restait insensible à l'action de
l'atropine, s'est dilatée après les injections.

Gepnerjun a rapidement guéri des iritis anciennes sou-
mises à ce traitement.

Dufour, en 1897, considère que les injections sous-conjonctivales de sublimé à 1 p. 2000 sont utiles dans certains cas d'iritis séreuse, elles raccourcissent considérablement le processus morbide.

Grandclément cite deux cas très améliorés par les injections sous-conjonctivales de sublimé.

Bergmeister, dans un cas d'irido-cyclite plastique, obtient,
après quatre injections, une grande amélioration, et après
huit jours, la guérison complète.

Mais il y a des contre-indications formelles à l'usage des
injections sous-conjonctivales dans l'iritis.

M. Darier a constaté que dans l'iritis syphilitique aiguë,
souvent le traitement général était préférable, et voici com-

ment il explique ce fait : Après une série de brillants résultats de différente nature, il rencontrait des cas où il existait un processus phlegmasique intense, une stase vasculaire très marquée. L'injection de sublimé produisait alors un chémosis intense accompagné de violentes douleurs.

Il est probable que le sublimé, non résorbé par les voies naturelles obstruées par la stase lymphatique et sanguine, agissait comme un corps irritant sur les nerfs sensitifs de la conjonctive et aggravait ainsi le mal. Dans les iritis, assez légères ou assez récentes, pour que la résorption du sublimé fut possible, il avait eu constamment des résultats excellents.

Après avoir fait de nombreuses expériences, M. Darier conclut que : « toutes les fois que l'iritis éclate avec violence et s'accompagne d'une réaction vive (hyperhémie périkératinique profonde, chémosis, photophobie), une antiphlogose énergique et bien comprise est de première indication en même temps que le traitement général indiqué par la cause de l'affection. Ce n'est qu'après que les processus inflammatoires violents se sont atténués, que la thérapeutique locale sous-conjonctivale est applicable. Faute de se conformer à ces indications, on risquerait fort sur un œil déjà enflammé de provoquer une aggravation momentanée des phénomènes.

M. Abadie confirme la conclusion de M. Darier : « Il n'y a pas lieu, dit-il, d'employer les injections sous-conjonctivales de sublimé toutes les fois qu'il y a une inflammation dans la région irido-ciliaire. »

Bernstein, de Baltimore, préfère la solution de cyanure à celle de sublimé.

Bergmeister a expérimenté les injections sous-conjonctivales de salicylate de soude, dans l'iritis rhumatismal avec des résultats satisfaisants.

Radziwitski cite deux observations d'iritis traitées par les injections d'eau salée ; dans un cas, le résultat est bon.

Nous voyons que la majorité des auteurs qui ont employé les injections sous-conjonctivales dans l'iritis n'ont que bien peu de cas de guérison à citer, et si, toutefois, une amélioration se produisait, le praticien avait employé ou employait en même temps une autre manœuvre pour obtenir la guérison. Cependant, d'après MM. Darier et Lagrange, les iritis syphilitiques et les gommes de l'iris ont semblé disparaître rapidement sous l'influence des injections sous-conjonctivales seules. Nous n'avons aucune expérience personnelle sur leur efficacité dans cette variété d'iritis, ni sur les irido-cyclites plastiques, ni sur les iritis idiopathiques plastiques. Nous avons soigné, par la méthode des injections, des iritis suppuratives aiguës qui accompagnaient des ulcères graves de la cornée. Hors les cas où la congestion est intense, nous ne croyons pas qu'elles aient un résultat fâcheux ; elles semblent donner à l'œil des moyens de résistance à l'infection qu'il n'avait pas. Nous citons à l'appui de cette hypothèse l'observation publiée par M. le docteur Clavelier (Soc. méd. Toulouse fév. 1897). Le malade était porteur d'un tubercule irien qui disparut rapidement, et M. le docteur Ch. Morel, dans la discussion qui suivit la lecture de ce cas, déclara qu'il croyait bien plus à l'action du sublimé, même en faible quantité, qu'à celle de la créosote qu'avait absorbée le malade à doses croissantes.

OBSERVATION XI (personnelle).

Irido-cyclite traumatique

C... (Lucien), forgeron, 40 ans, de Toulouse (Amidonniers), vient à la clinique le 3 mars 1898.

Il coupait du fil de fer avec des cisailles ; un bout du fil de fer vint le frapper à l'œil gauche. L'accident remonte à cinq jours. Il présente une plaie scléro-cornéenne infectée, l'œil est fortement injecté, douloureux ; le malade voit de nombreuses mouches volantes. Le chémosis s'est propagé à la paupière supérieure, et on voit un petit hypopyon à la partie inférieure de la chambre antérieure, l'iris est enclavé, on peut constater de nombreux exsudats choroïdiens. V=au-dessous de 1/50.

Nous procédons, le même jour, au traitement. Après un grand lavage antiseptique au permanganate, M. le docteur Clavelier fait une grande iridectomie pour désenclaver l'iris, et un curettage de l'hypopyon ; après cette opération, comme l'œil menace de devenir phlegmonneux, nous pratiquons une grande injection sous-conjonctivale de 4 gouttes de sublimé et cocaïne et nous appliquons un pansement iodoformé. Le lendemain, les douleurs avaient disparu, l'infection de l'œil était encore considérable ; le 7 mars, l'amélioration était très grande, et enfin, le 18 mars, il n'y avait plus de congestion, plus de photophobie ; le corps vitré était transparent et V=1/3.

Irido-choroïdite.

M. Lagrange cite un cas d'irido-choroïdite syphilitique rebelle, traitée par les injections sous-conjonctivales de sublimé ; à la suite de trois injections à dose massive, l'acuité visuelle monta de 1/7 à 1/3.

M. Moissonnier rapporte l'observation d'une irido-choroïdite double améliorée lentement par le traitement général, le changement fut rapide et durable par les injections sous-conjonctivales de sublimé. Après huit injections, l'acuité visuelle de l'œil droit monta à 1/8.

Dans les irido-choroïdites suppuratives, les injections de sublimé donnent un succès complet. M. Despagnet en présente une observation à la Société d'ophtalmologie de Paris, en 1895. Zimmermann en a aussi un exemple.

MM. Darier et Deutschmann ont toujours vu les irido-choroïdites spécifiques améliorées par les injections de sublimé ; tandis que Guttmann (Congrès international d'oph., réuni à Edimbourg) cite le cas d'une femme atteinte d'irido-choroïdite syphilitique intense qui, au cours même du traitement par les injections, fut prise d'iritis avec une violence considérable.

Ceci ne doit pas nous étonner parce que les contre-indications des injections sous-conjonctivales de sublimé sont les mêmes pour l'iritis et pour l'irido-choroïdite.

OBSERVATION XII (Personnelle.)

Irido-choroïdite.

Sœur J..., 57 ans, de Villefranche, se présente à la consultation le 15 février 1898.

L'œil droit est perdu, il ne reste plus qu'un moignon atrophié, mou par suite d'irido-choroïdite dont le début remonte à onze ans. L'œil gauche est atteint depuis deux ans. La malade a subi pendant longtemps un traitement par le salicylate de soude, la lithine, l'iodure de potassium, mais sans parvenir à enrayer la marche de l'affection. V=1/50. La malade se soumet au traitement par les injections sous-conjonctivales de sublimé et chlorure de sodium depuis le 15 février jusqu'au 6 mai. Elle subit tous les deux jours une injection de deux gouttes de solution. Le 11 mars, V=1/30 et la malade peut distinguer quelques lettres du n° 6 de l'échelle de Wecker. Le 29 mars, V=1/12, lit le n° 5 ; le 23 avril, V=1/6 et enfin, le 6 mai, V=1/3, lit le n° 4.

La malade refuse de suivre le traitement plus longtemps, elle part et revient se faire examiner un mois après. L'amélioration, qui était de 1/4 environ, s'est maintenue.

Choroïdites, chorio-rétinites, rétinites

M. Darier (Société d'ophtalmologie de Paris), dit : « Certaines lésions syphilitiques se localisent dans les membranes profondes de l'œil, ce sont des chorio-rétinites apparaissant tardivement, soit sous forme de petites taches blanchâtres localisées dans la région maculaire, soit sous l'aspect de vastes plaques envahissant presque tout le fond de l'œil ; elles se laissent modifier par les injections sous-conjonctivales de sublimé, tandis qu'elles restent rebelles à l'action des mercuriaux *intus et extra.* »

Il n'enlève pas la conviction de M. Despagnet qui lui répond : « Guérir si vite est déjà une grosse difficulté pour une pareille lésion, mais permettre une acuité visuelle de 1/2 est un fait encore plus extraordinaire et à propos duquel nous serions aise d'avoir quelques éclaircissements. »

M. Moissonnier, dans sa thèse, met la question au point. M. Darier n'a pas eu la prétention de ressusciter les éléments anatomiques détruits, c'est déjà dire que les cas de guérison complète sont rares dans les maladies de la choroïde ou de la rétine. Mais si on prend pour exemple un cas de chorio-rétinite classique, qui évolue de 20 à 30 ans, le praticien n'est guère appelé à donner ses soins qu'à un état déjà avancé de l'affection, lorsque les éléments anatomiques détruits sont remplacés par du tissu cicatriciel.

Il faut se hâter d'enrayer le mal pour conserver la fonction. On pourra, sinon ramener la vision à la normale, du moins acquérir une amélioration considérable de l'acuité visuelle. Celle-ci sera proportionnelle au degré d'intégrité de la macula.

Dans les cas aigus ou à nouvelles poussées, il est tout naturel d'employer ce mode de traitement puisqu'on peut le regarder comme le premier et le plus actif des traitements de vitesse et d'intensité.

Chibret, Coppez et Abadie sont favorables à la méthode de M. Darier.

M. Dufour de Lausanne constate, en 1895, que les injections sous-conjonctivales de sels de mercure sont la meilleure médication dans les choroïdites non syphilitiques, maculaires ou non, pourvu qu'elles soient récentes. En 1897, il les considère comme un auxiliaire précieux de la thérapeutique classique dans les choroïdites maculaires.

M. Vignes, en 1894, a fait quelques-unes de ces injections, et après des succès immédiats apparents, la vision est restée aussi défectueuse qu'avant le traitement. Aussi, l'année suivante, les injections de sels de mercure lui ayant toujours donné si peu de résultats, il a essayé les injections sous-cutanées d'iode.

M. Grandclément, dans la choroïdite atrophique, n'a obtenu que des améliorations passagères, et chez son malade l'injection a produit des accidents sérieux.

Voici les résultats que nous avons obtenus dans les affections de la choroïde, avec les injections de sublimé.

Les choroïdites et les chorio-rétinites partagent avec les kératites le privilège de se modifier très rapidement par les injections sous-conjonctivales.

Il nous a été donné de voir des choroïdites maculaires, qui sont si graves, guérir avec rapidité, et on voit assez fréquemment le scotome central caractéristique diminuer et disparaître quand l'affection est traitée dès les premiers jours. Sans doute la thérapeutique classique a une action efficace, surtout sur les lésions d'origine syphilitique. Mais, nous possédons plusieurs observations où l'amélioration a été si rapide qu'il n'est pas possible d'y voir l'action du traitement général.

OBSERVATION XIII (Personnelle.)

Choroïdite syphilitique

A... (Marianne), 48 ans, Toulouse, vient consulter le 8 mai 1898.

Elle a contracté la syphilis douze ans auparavant, elle a subi le traitement spécifique dès l'apparition d'une roséole très marquée.

Elle est aujourd'hui frappée de choroïdite double, l'affection remonte à onze jours, la vision est très diminuée. Nous pratiquons deux injections sous-conjonctivales de sublimé et chlorure de sodium de deux gouttes chacune , le 8 mai. La réaction est modérée.

Le 11 mai, l'amélioration est sensible, nous pratiquons deux nouvelles injections ; en outre, M. le docteur Clavelier institue le traitement général par les injections intra-musculaires d'huile bi-iodurée et, tous les cinq jours, nous pratiquons une nouvelle injection sous-conjonctivale à chaque œil. Au bout de vingt jours, la vision des deux yeux était =2/3.

On avait fait à ce moment-là, quinze piqûres intra-musculaires.

Chorio-rétinite myopique.

MM. Darier et Abadie avaient constaté que les injections sous-conjonctivales de sublimé amélioraient les accidents aigus de la chorio-rétinite myopique, et ils en donnaient l'explication suivante : « La chorio-rétinite myopique n'est pas d'origine infectieuse, mais plutôt d'origine mécanique, elle est produite par distension, de là l'insuccès des injections. L'action thérapeutique des injections est même tellement nette qu'elle peut servir pour ainsi dire de diagnostic différentiel. »

Gepnerjun cite des cas d'amélioration de chorio-rétinite myopique par les injections sous-conjonctivales de sublimé.

M. de Bourgon, en 1895, publie un Mémoire sur l'inefficacité des injections par la méthode de M. Darier, dans les choroïdites d'origine myopique.

« En résumé, dit-il, et sans nier que lorsqu'un élément étranger vient se surajouter aux lésions myopiques préexistantes, l'emploi des injections ne produise une modification favorable du processus, on peut affirmer que les succès obtenus se rencontreront rarement en pratique si l'on ne met en œuvre que les injections sous-conjonctivales et rien autre chose.

« Dans de nombreux cas, j'ai suivi avec insistance et rigorisme la méthode de M. Darier, et je n'ai obtenu aucun résultat.

« Ce qui agit le plus dans ce cas, et en cela je suis d'accord avec Muttermilcht : c'est le repos. »

Papounoff a employé les injections sous-conjonctivales de sublimé dans plus de mille cas de myopie à différents degrés et arrive à formuler à ce sujet les conclusions suivantes :

1º Les phénomènes d'asthénopie musculaire disparaissaient rapidement sous l'influence de ces injections et les malades pouvaient de nouveau vaquer à leurs occupations ;

2º Les symptômes d'irritation rétinienne disparaissaient ainsi que la photopsie et les autres phénomènes qui résultaient de l'irritation des membranes oculaires ;

3º Des phénomènes inflammatoires profonds et récents résultant de la distension de la rétine et même les *hémorragies* guérissaient ; mais pour arriver à cette guérison le traitement devait durer plus longtemps ;

4º L'acuité visuelle, qui avait baissé par suite des différentes modifications des milieux oculaires, augmentait de nouveau et parfois d'une façon très considérable ;

5º On n'a jamais noté d'aggravation dans l'état de l'œil traité ni aucune espèce de complications déterminées par le sublimé ;

6º Un certain nombre de malades atteints de myopie progressive, auxquels on avait fait des injections sous-conjonctivales, sont restés sous l'observation de l'auteur, et il a

5

pu se convaincre que le résultat donné par ce traitement est *stable* : la myopie n'augmentait pas malgré la surcharge de travail ;

7º Pour prévenir le retour des phénomènes d'irritation de la rétine et de l'iris, et pour obtenir des résultats bien positifs, il faut répéter les injections tous les six ou huit mois ;

8º Plus la réaction qui suit l'injection est intense, plus longtemps elle dure, et meilleure est l'action des injections.

L'auteur recommande chaudement l'emploi des injections sous-conjonctivales dans la myopie et surtout dans la myopie progressive. Des six observations qu'il cite, on voit que l'acuité visuelle a augmenté de 0,1 à 0,4. Un de ses malades a été observé pendant deux ans.

Dose. — Le titre de la solution est de 1 p. 2000. Le nombre d'injections de 2 à 10. — Après l'injection, on fait du massage, on entoure l'œil d'un pansement humide ; on conseille en outre au malade de travailler moins que d'habitude.

Péounoff a pratiqué les injections sous-conjonctivales de sublimé dans plus de deux cents cas de myopie accompagnée d'altérations au fond de l'œil, de phénomènes irritatifs (fait signalé par Darier, 1894), d'asthénopie et d'affaiblissement de la vue. Les injections ont été faites avec une solution à 1/2000 dont on injectait 2 à 5 gouttes ; le nombre des injections était de 2 à 10. De ces observations, Péounoff déduit les conclusions suivantes :

1º Les phénomènes asthéniques disparaissent rapidement ainsi que tous les phénomènes irritatifs du côté de la rétine et de la choroïde.

2º Des altérations fraîches du fond de l'œil de même que les hémorragies ont guéri sans laisser de traces.

3º La vision augmentait.

4º La progression de la myopie s'arrêtait malgré les occupations.

5º Pour obtenir un résultat plus stable, il faut répéter les injections au bout de six à huit mois.

Péounoff recommande chaleureusement ces injections.

Les résultats favorables notés par Péounoff et Papounoff portent sur 1200 cas de choroïdite myopique. Il n'est pas possible que ces auteurs se soient suggestionnés sur d'aussi nombreuses observations et nous devons admettre l'efficacité au moins relative des injections sous-conjonctivales. Nous avons essayé nous-même cette méthode thérapeutique combinée au repos absolu pour l'œil, dans deux cas de chorio-rétinite myopique progressive. Dans l'un, nous avons obtenu des résultats très probants, et dans l'autre très douteux.

OBSERVATION XIV (personnelle).

Choroïdite myopique

A... (Louise), 54 ans, de Montauban, vient consulter le 4 avril 1898.

La malade présente une myopie de —dix-huit dioptries, les papilles du nerf optique sont entourées chacune d'un staphylome postérieur en voie de progression.

Interrogée, la malade prétend que sa vue, toujours « basse », diminue de plus en plus depuis environ six mois.

Nous pratiquons une injection solution n° 2 dans chaque œil, tous les quatre jours en alternant les piqûres, et nous enjoignons la suppression de tout travail. Après douze injections, le staphylome est bordé d'une traînée de pigment noir indiquant l'arrêt au moins momentané de la choroïdite. La vision qui était O. O. — V 1/10 au début du traitement est remontée 1/6. La malade peut lire le n° 6 de l'échelle de Wecker.

OBSERVATION XV (personnelle).

Choroïdite myopique

C... (Isabelle), 32 ans, de Toulouse, vient à la clinique le 25 janvier.

Elle a toujours eu la vue basse, dit-elle, et actuellement elle présente une myopie de — 15 dioptries O. O.

Nous pouvons constater un grand staphylome postérieur en voie de progression V = 1/2.

La malade se soumet au traitement par les injections sous-conjonctivales. Nous pratiquons une injection sous-conjonctivale tous les quatre jours en alternant les piqûres. Au bout de douze injections, six pour chaque œil, les lésions semblaient diminuer. V = 1/8. La malade refuse à ce moment de continuer le traitement. Nous avions employé la solution de sublimé et chlorure de sodium.

Rétinite

MM. Darier, Bocchi de Pavie signalent une amélioration dans les rétinites syphilitiques par les injections sous-conjonctivales de sublimé.

Gepner a constaté leur efficacité dans les rétinites pig-mentaires.

Périnoff, qui a expérimenté sur cent quarante cas, est convaincu qu'elles méritent une attention sérieuse comme un excellent agent adjuvant dans le traitement des altérations profondes des milieux de l'œil, de différentes formes de choroïdite, de névro-rétinite, d'atrophie papillaire, et dans un cas d'embolie centrale de la rétine.

Grandclément a constaté au contraire que dans la rétinite pure, l'emploi des injections n'a produit aucune amélioration. Il est à remarquer du reste que les injections de fluorescine de Plüeger n'ont jamais pénétré dans la rétine.

M. de Wecker essaya les injections d'eau salée contre les décollements de la rétine, mais sans résultat. Il abandonna cette méthode.

Lodato la reprit en 1897.

Dans une première communication parue dans l'*Archivio di oftalmologia*, vol. III, 5e et 6e fascicule, 93, cet auteur relate quatre cas de décollement de la rétine soignés, dans la clinique de M. le professeur Angelucci, par les injections sous-conjonctivales de chlorure de sodium à 2 p. 100.

Dans deux cas, le résultat a été brillant; c'était deux cas récents.

Dans les deux autres, déjà anciens, le résultat a été négatif.

L'efficacité des injections sous-conjonctivales de chlorure de sodium contre les décollements de la rétine se trouve constatée dans des publications qui parurent plus tard et dues surtout à Schiess, Gennuseus, Mellinger, Dor, tandis qu'elle a été niée par de Wecker.

Depuis lors, l'auteur eut l'occasion d'expérimenter les injections sous-conjonctivales de chlorure de sodium *sur vingt-quatre cas de décollement de la rétine,* dont un bi-latéral avec les résultats suivants :

Douze fois sur vingt-quatre, il observa une amélioration plus ou moins accentuée jusqu'au recollement total de la rétine.

Dans deux cas seulement, où il s'agissait de décollements très étendus et anciens, dans des yeux *très myopes,* le résultat a été nul. La vision s'est améliorée dans dix cas ; dans onze, le champ visuel se montrait plus étendu après le traitement jusqu'à toucher la limite normale.

L'efficacité de ces injections se manifesta dès la première injection ou la deuxième.

Dans plusieurs cas, l'amélioration provoquée par les deux ou trois premières injections n'augmenta plus après les suivantes.

Affections des nerfs optiques.

Les injections sous-conjonctivales de sublimé parurent donner quelques résultats à M. Darier. M. Mataranzas, son élève, dit, en effet, que dans les processus inflammatoires du nerf optique, elles avaient donné quelques résultats encourageants. Dans les névrites rétro-bulbaires, il y avait même eu des améliorations rapides.

Bernstein, de Baltimore, les considère comme utiles dans la névrite optique, tandis que pour Deutschmann, elles restent sans effet.

M. Abadie ne les emploie plus, dans sa clinique, dans

les affections du nerf optique parce qu'elles n'ont aucune action favorable.

Nous voyons que les derniers observateurs les rejettent complètement.

Nous-même, nous n'avons jamais eu l'occasion de voir traiter les affections inflammatoires du corps vitré (sauf celles qui accompagnent les irido-choroïdites), de la rétine et du nerf optique par la méthode des injections sous-conjonctivales seule.

Nous pouvons citer une observation personnelle de névrite optique chez un syphilitique qui avait été traité depuis un mois par les frictions mercurielles et puis par les injections d'huile bi-iodurée. Quand le malade s'est présenté à nous, la vision était réduite à la perception quantitative de la lumière ; après la cinquième injection, $V=1/2$, c'est-à-dire au bout de vingt-cinq jours.

Nous croyons devoir faire toutes les réserves sur ce cas.

Nous devons mentionner, en terminant, l'emploi du mode sous-conjonctival fait par M. Clavelier pour l'administration de l'ésérine dans deux cas de glaucome suraigu. Malgré des instillations répétées, l'action myotique était absolument nulle, ce que cet auteur avait attribué à l'impossibilité, pour un œil à tension énorme, d'absorber le principe actif. L'injection sous-conjonctivale de trois gouttes d'une solution stérilisée d'ésérine à 1 % dans l'eau boriquée fit sentir ses effets en très peu de temps, ce qui était manifeste par le miosis relatif et la transparence renaissante de la cornée. M. Clavelier conclut que ce mode d'administration de l'ésérine est recommandable dans les cas de glaucome où les instillations sont inefficaces.

CHAPITRE V

Manuel opératoire

Les précautions préliminaires générales d'aseptie, avant toute opération, sont ici de rigueur. Nous savons que l'humeur aqueuse et l'humeur vitrée sont un excellent milieu de culture entre les mains des micro-biologistes ; le chirurgien qui ne se servirait pas d'instruments stériles exposerait le patient à une inoculation infectieuse, pire que celle dont il peut être affligé. — La seringue de Pravaz et une aiguille lancéolaire sont les seuls instruments nécessaires. On peut les aseptiser en les plongeant dans des solutions antiseptiques, la glycérine phéniquée à 5 % par exemple. M. Chibret préconise pour les instruments en acier la solution d'oxycyanure de mercure à 1 p. 100, qui ne détériore ni les instruments ni les mains du chirurgien; une solution de formol réunit les mêmes conditions. On peut aussi les stériliser dans la glycérine ou dans l'eau bouillante.

Le commerce livre aujourd'hui tous les modèles de seringue enfermés dans une boîte en métal nickelé, l'opérateur peut les stériliser dans leur propre boîte, d'une façon extamporanée et impeccable au-dessus d'une lampe à alcool.

— 66 —

L'aseptie du champ opératoire est aussi d'une importance capitale. La solution de sublimé à 2 p. 1000, pour
laver l'œil, est très antiseptique, mais elle est irritante. Le
procédé de M. de Wecker est bon : « Avant de pratiquer
l'injection, dit-il, je désinfecte les cils avec une solution
d'oxycyanure de mercure à 1 p. 100, et je fais une irri-
gation de la conjonctive avec une solution d'acide borique
à 4 p. 100. (*Semaine médicale* du 4 mai 1895.)

Nous n'adopterons pas le formol pour aseptiser l'œil,
parce qu'il est irritant pour la muqueuse oculaire.

Après avoir fait la toilette du champ opératoire, il est bon
de procéder à l'anesthésie. On instille en trois fois, à cinq
minutes d'intervalle, quelques gouttes d'une solution de
cocaïne à 1/20 et on obtient une insensibilité complète.

C'est le moment d'opérer. Le malade par un mouvement
approprié du globe de l'œil, en haut ou en bas, en dedans
ou en dehors, amène le point du globe oculaire choisi
pour la piqûre dans la position la plus propice.

Comment doit-on faire les injections sous-conjonctivales?
Nous avons fait les premières avec une prudence et une
minutie de soins que nous avons plus tard abandonnées,
mais auxquelles nous sommes revenus. Nous placions un
blépharostat.

Nous saisissions un pli de la conjonctive avec une pince
et nous enfoncions l'aiguille dans ce pli.

L'injection plus ou moins abondante était poussée avec
beaucoup de lenteur pour éviter toute réaction douloureuse
immédiate. Nous faisions usage de la solution de sublimé
à 1 p. 1000 qui est assez mal tolérée. Nous injections jusqu'à 10 gouttes de cette solution. Les auteurs ont aban-

donné l'usage du blépharostat· et de la pince; nous y sommes revenus, sauf dans certains cas; nous n'employons jamais le blépharostat sur les yeux trop douloureux, ni chez les enfants qui supportent généralement mal ce temps de l'opération. Mais notre expérience nous permet de dire que les injections poussées lentement et dans un pli de muqueuse soulevée par la pince sont beaucoup moins douloureuses que les autres. Nous nous servons de solution de sublimé à 1 p. 2000 au maximum, et nous ne dépassons jamais le nombre de 5 gouttes dans les cas les plus graves. Dans les cas ordinaires, l'injection de 1 ou 2 gouttes suffit pour obtenir les résultats que l'on cherche.

Le liquide poussé sous la conjonctive, le plus loin possible de la périphérie de la cornée, forme un chémosis artificiel, transparent si la conjonctive est saine; d'une élevure plus diffuse, rosée, si la conjonctive est infectée.

Bientôt la distension des tissus et aussi la présence d'un liquide irritant occasionnent de vives douleurs : quelques instillations de cocaïne à 1 p. 100 les calment facilement si l'injection n'est pas très abondante. C'est en général une heure après l'injection que le malade souffre réellement; l'œil rougit fortement, devient larmoyant, le chémosis, artificiel d'abord, augmente et il peut s'étendre à la paupière jusqu'à la peau du front. Ces accidents peuvent durer d'une heure à plusieurs jours, suivant la susceptibilité des malades; mais on peut diminuer la gravité de ces accidents en couvrant l'œil d'un pansement, même quand l'état de la cornée ne semblerait pas réclamer ce luxe de précautions. M. Dufour, de Lausanne, conseille de porter les solutions à la température de 35° à 40°. Il nous a semblé que l'injection d'un liquide chaud favorisait la tolérance de l'œil pour les injections. Nous sommes ainsi parvenus à faire supporter à des malades souvent peu disposés ce traitement douloureux sans qu'ils aient trop proféré de plaintes, ni manifesté de résistances. Certes, nous sommes loin des complications qui ont éclaté avec des injections que nous avons vu faire sous nos yeux avec des solutions à 1 p. 1000 et à pleine seringue, c'est-à-dire vingt gouttes à la fois. Malgré l'usage de la cocaïne, les douleurs étaient tellement violentes que les malades ont eu des syncopes. Cependant nous n'avons jamais vu obtenir des résultats meilleurs qu'avec des doses plus faibles. Nous avons aussi observé deux cas de spha-cèle de la conjonctive, dus à cette distension brusque par un liquide très irritant; ou bien l'œdème de la conjonctive s'étendait à la paupière supérieure et quelquefois à toute la moitié supérieure de la face, les malades souffraient horri-blement et il était impossible de leur faire accepter une nouvelle injection.

Quelles complications a-t-on noté après les injections sous-conjonctivales ?

L'usage de solutions imparfaitement stérilisées a causé maintes fois des infections, des douleurs variables d'intensité et de durée suivant la susceptibilité individuelle, quelle que soit la dose de l'injection, et comme nous venons de le dire un œdème qui peut s'étendre à toute la moitié supé-rieure de la face.

Nous avons observé aussi deux cas d'hémorragie sous-conjonctivale, et le volume du bourrelet hémorragique était tel qu'il empêchait l'occlusion des paupières : cet accident n'est jamais arrivé à M. le docteur Clavelier ni à moi-même, quand nous avons employé la pince pour soulever un pli de conjonctive; nous mettions ainsi les vaisseaux en évidence et nous pouvions les éviter avec l'aiguille, ce qu'il ne serait pas possible de faire sans l'aide de la pince sur des yeux très injectés. Avec des injections à dose faible, faites en des points opposés, on évite le sphacèle partiel de la conjonctive dû aux doses fortes et aussi à la brusquerie de l'injection. Toutes ces complications post-opératoires ne doivent pas se produire si l'on prend les précautions nécessaires.

Passons en revue les substances employées dans la thérapeutique oculaire au moyen des injections sous-conjonctivales.

La première en date est le chlorure de sodium préconisé par Rothmund en 1866 et que Kazaourow, Mellinger, Marti, Radziwitzky ont employé avec des succès divers. Tout récemment encore, au dernier Congrès d'ophtalmologie, M. Prioux (1898) a publié des résultats concluants. Ce sel a déjà pris en thérapeutique générale une importance considérable sous forme de sérum artificiel. Nous sommes convaincu qu'il peut rendre beaucoup de services dans les affections chroniques de la cornée ou à la période de déclin dans les affections septiques pour augmenter la trophicité des tissus et activer les échanges.

Mais c'est avec les sels de mercure que la méthode des injections sous-conjonctivales a conquis une place définitive dans la thérapeutique oculaire. Elle a été instituée avec le bichlorure, et ce sel a toujours été le plus généralement employé. Les doses et le titre des solutions ont beaucoup

varié suivant les auteurs. Secondi père l'a employée à
1 p. 20,000. Secondi fils faisait des injections d'une pleine
seringue de solution à 1 p. 400. Toutefois, au début, la
solution généralement employée était à 1 p. 1000. Nous
avons employé cette solution avec M. le Dr Clavelier pendant
plusieurs mois et nous y avons renoncé à cause des douleurs qu'elle provoquait. Le titre de solution a été peu à peu
abaissé et on emploie aujourd'hui, d'une façon générale, les
solutions variant de 1 p. 2000 à 1 p. 4000, avec ou sans
addition de chlorure de sodium. Dans la clinique de
M. le docteur Clavelier, nous avons toujours, depuis deux
ans, employé des solutions à 1 p. 2000. Dans les cas
inflammatoires aigus, nous nous servons de la solution
suivante :

FORMULE N° 1.

Bichlorure d'hydrargyre........   0,05 cent.
Chlorhydrate de cocaïne ....   0,10 cent.
Eau distillée..................   100

De sorte que chaque division de la seringue de Pravaz
contient 1/40 de milligramme de sel mercuriel et environ
1/20 de milligramme de chlorhydrate de cocaïne.

Nous faisons encore l'injection d'une seringue entière
dans les cas désespérés, mais nous la faisons en cinq points
différents, soit quatre divisions de la seringue par piqûre.
La réaction douloureuse, grâce à la cocaïne, est supportable
et le malade accepte ces cinq injections consécutives.

Dans les cas chroniques ou légers, et dans les affections

profondes de l'œil, nous employons au contraire la solution suivante :

Bichlorure d'hydrargyre........   0,05 cent.
Chlorure de sodium............   0,50 —
Eau distillée.................   100

Dans les cas où nous usons de cette formule, nous faisons des injections de deux divisions de seringue au maximum, et dans les traitements intensifs nous ne faisons que trois injections par semaine, changeant le siège de la piqûre chaque fois.

Nous allons rapidement passer en revue les autres substances injectables.

Le cyanure de mercure est certainement le sel de beaucoup le plus employé après le sublimé. Les auteurs qui ont prôné le cyanure (MM. de Wecker, Roose, Fromaget, Lagrange, Bernstein, etc) ont prétendu qu'il était moins irritant et plus rapidement absorbé que le bichlorure ; cela est fort possible, mais nous ne considérons pas la rapidité de l'absorption comme une preuve de supériorité, surtout dans les cas subaigus ou chroniques. Il nous a semblé après avoir usé du cyanure que, égal au sublimé dans les infections graves, il lui était notoirement inférieur dans les affections non inflammatoires. Parmi les mercuriaux employés, citons encore le salicylate que nous n'avons pas expérimenté personnellement et dont l'emploi ne s'est pas généralisé.

Le salicylate de soude a été préconisé lui aussi par Van Moll pour combattre les affections oculaires d'origine rhumatismale.

Le trichlorure d'iode a été expérimenté par M. Pflüeger à 1 p. 3000 et 1 p. 2000. Mais cet auteur a toujours combiné son traitement avec d'autres pratiques qui avaient autrefois donné des guérisons.

Nous n'avons pas d'expérience personnelle sur cet antiseptique.

Le permanganate de potasse a été recommandé par M. Santos Fernandez à la dose d'une demi-seringue d'une solution à 1 p. 1000. Ces injections sont très douloureuses, elles nécessitent une injection préalable de cocaïne. Les résultats obtenus sont peu probants, ils sont même inférieurs à ceux que donne le sublimé dans le trachome.

Le sérum de Marmoreck a été, lui aussi, employé par divers auteurs et ne semble pas devoir être adopté d'une façon générale, car les résultats ont été jusqu'ici peu concluants.

L'extrait de corps ciliaire de bœuf et le suc oculaire ont été aussi employés en injection sous-conjonctivale ; mais nous n'avons pas expérimenté ces liquides, et cette méthode de traitement, qui semble devoir donner des résultats, est encore de date trop récente pour qu'on puisse tirer une conclusion ferme des divers essais tentés.

Le sérum antidiphtéritique a donné de bons résultats à M. Coppez dans la diphtérie oculaire.

Le sulfate de soude en solution à 20 p. 100 a été employé par M. de Wecker.

Le bichlorure de quinine a été expérimenté par Bossalino ; son emploi ne s'est pas généralisé, nous avons cependant essayé cette substance et nous en avons obtenu des résultats moins bons qu'avec le sublimé.

M. Darier a essayé l'action d'une solution d'iodure de potassium, de glycérine neutre et d'eau distillée comparativement avec la solution de sublimé ; les résultats ont été à peu près nuls.

Le chlorhydrate de cocaïne est très employé en injections sous-conjonctivales pour obtenir l'anesthésie du globe oculaire. C'est une opération préparatoire que pratiquent certains auteurs pour faire la ténotomie et même l'énucléation de l'œil. Pour notre part, nous pensons que l'anesthésie générale est préférable à l'anesthésie locale dans des opérations de cette importance.

CONCLUSIONS

D'après l'opinion des auteurs qui ont expérimenté les injections sous-conjonctivales de divers agents chimiques ou organiques, et nos observations personnelles, il ressort que :

Les sels de mercure, sublimé et cyanure, sont un excellent mode de traitement et le plus puissant des agents injectés dans les affections infectieuses de l'œil ; dans les ulcères de la cornée avec abcès ou hypopyon ou simplement infectés, dans les irido-cyclites, les irido-choroïdites suppuratives, dans la panophtalmie, on peut employer les deux sels avec un égal succès; ils constituent le moyen le plus rapide et le plus énergique pour enrayer le processus local.

Que cependant dans les cas très graves, ces injections ne constituent pas à elles seules un traitement complet et exclusif, et les praticiens ne doivent pas négliger le traitement interne ou les moyens adjuvants appropriés à tel ou tel symptôme, comme par exemple : les lavages antiseptiques, le curettage, la paracentèse.

Que dans les affections purement inflammatoires comme la kératite parenchymateuse, l'iritis rhumatismale, l'irido-choroïdite, la choroïdite myopique, il nous a paru que les injections de sublimé, additionné de chlorure de sodium, donnaient des résultats supérieurs aux solutions du sublimé seul ou de cyanure de mercure. Elles enrayent rapidement le processus local, elles sont un bon adjuvant du traitement général.

Que dans les affections de la sclérotique, elles ont donné quelques résultats, ainsi que dans les chorio--rétinites myopiques et les décollements de la rétine, qu'elles paraissent impuissantes dans les affections du nerf optique.

Que les injections de sels de mercure sont très douloureuses, qu'il convient de s'en tenir aux injections de 2 à 5 gouttes de solution à 2 p. 1000. D'une façon générale, l'amélioration se fait sentir dès la cinquième ou sixième injection. Si après la dixième, dans les cas chroniques, on n'avait pas obtenu un résultat appréciable, nous croyons utile d'en suspendre l'emploi.

Que les injections de chlorure de sodium sont efficaces contre les infections légères de la cornée et aussi contre la kératite parenchymateuse et les décollements rétiniens, qu'elles sont sans action sur les autres affections de l'œil; elles ne sont pas irritantes et on peut injecter à haute dose une solution de 3 p. 100.

Nous ne tirons pas de conclusions de l'emploi des autres substances chimiques, qui n'ont été l'objet que de travaux individuels.

La sérothérapie et l'opothérapie oculaires sont aussi de date trop récente pour qu'on puisse juger de leurs effets curateurs.

INDEX BIBLIOGRAPHIQUE

Abadie. Revue d'opht., 1893.

Bergmeister. Revue d'opht.. 1894.

Bossalino. R. Academia di medicina di Torino, mars 1896.

Brovistein. Archives d'opht., 1897, p. 197.

Coppez, J.

Clavelier. Lang. médic. chir., 1898, p. 99.
        Cliniq. opht., 1897, 10 avril.
        Archiv. médic. Toul., 1897, p. 172.
        Société médic. Toul., 10 avril 1898, février 1897.

Darier. Recueil d'opht., 1891, 1892, 1893, 1894, 1895, 1896, 1897.

Despagnet. Recueil d'opht., 1891, p. 298.

Gepner. Medycyna, nos 36 et 37, 1893.

Guttmann. Archives d'opht., 1894, p. 519. — et Ueber subcon-
        jonctivale injectionen. -- Archiv. f. Augenh. XXIX,
        3 p. 250-287.

Lagrange. Annales de polyclinique de Bordeaux, 1892, p. 90.

Mandelstamm. Archives d'opht. 1897, p. 197.

Mataranzas. Thèse de Paris, 1895-96.

Mellinger. Revue d'opht., 1895, p. 95.

Moissonnier. Thèse de Paris, 1895-96.

Muttermilcht. Annales d'oculistiq., septembre 1894.

Parisotti. Recueil d'opht., 1896, p. 121.

Pflüeger. Recueil d'opht., 1895, p. 65.

Radzivitczky. Wracht no 29, 1896.

Roose de Courtrai. Annales de l'Institut Saint-Antoine.
Schimanoussky. Archives d'opht., 1897, p. 197.
Secondi. In Anna. di oft., 1891, p. 188.
Terson. Revue d'opht. 1895, p. 65.
Vacher. Recueil d'opht., 1893, p. 82.
De Wecker. Archives d'opht., 1894, p. 451.
Vennemann. Revue d'opht., 1891, p. 297.
Vialet. Thèse de Bordeaux, 1895, 13 novembre.
Vignes. Archives d'opht., 1895, p. 452.

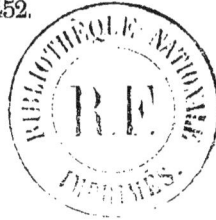

Toulouse. — Imp. MARQUÉS et Cⁱᵉ, boulevard de Strasbourg, 22.

www.ingramcontent.com/pod-product-compliance
Lightning Source LLC
Chambersburg PA
CBHW071242200326
41521CB00009B/1595